LA

DIPHTHÉRIE

A PARIS

PAR

Paul JANOT

DOCTEUR EN MÉDECINE DE LA FACULTÉ DE PARIS

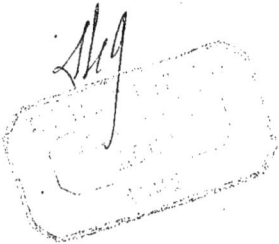

PARIS

ALPHONSE DERENNE

52, Boulevard Saint-Michel, 52

1882

LA

DIPHTHÉRIE

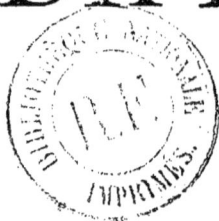

A PARIS

PAR

Paul JANOT

DOCTEUR EN MÉDECINE DE LA FACULTÉ DE PARIS

———

PARIS

ALPHONSE DERENNE

52, Boulevard Saint-Michel, 52

1882

MEIS

A M. LE PROFESSEUR BOUCHARDAT

Professeur d'hygiène à la Faculté de Médecine de Paris
Officier de la Légion d'honneur

MON PRÉSIDENT DE THÈSE

AVANT-PROPOS

La diphthérie dans ses différentes modalités, qu'elle se présente sous forme d'angine couenneuse ou de croup, a de tous temps ému médecins et malades, ceux-ci par la terreur que leur inspirait le fléau, ceux-là en les mettant par son extrême gravité, dans la situation d'un homme qui qui voit succomber son semblable sans pouvoir lui porter secours.

Avant même que l'on connût la nature de cette maladie infectieuse, on s'était déjà passionné à son étude, ainsi que le prouvent les nombreux ouvrages français et étrangers qui parurent de 1750 à 1826. Depuis cette époque, depuis que Brteonneau a établi d'une façon décisive les caractères de la maladie, on n'a pas cessé de fixer sur elle un œil avide, d'en suivre anxieusement la marche, et de chercher par tous les moyens à en conjurer les ravages. Dernièrement encore, nos sociétés savantes s'occupaient de nouveaux traitements de la diphthérie.

C'est qu'en effet terribles sont ses ravages, bien cruels les deuils qu'elle inflige, et, si nous ne venons pas ici détruire le mal dans ses racines, nous avons pensé qu'en étudiant les variations des épidémies et des cas isolés dans une période de seize années, nous en pourrions découvrir les causes et ouvrir une voie aux mesures prophylactiques propres à conjurer le fléau.

Dans un premier chapitre, nous étudierons l'historique

de la question et la maladie dans ses caractères nosologiques. Un second chapitre sera consacré à l'exposition d'un certain nombre de tableaux statistiques et des enseignements que nous avons retirés de l'étude de ces tableaux. Nous rechercherons les raisons des variations de la maladie dans l'espace et dans le temps, et nous arriverons à nos conclusions.

Dans la première partie de ce travail, nous n'avons fait que remettre en mémoire à ceux qui voudront bien nous lire l'évolution des idées que se sont faites nos prédécesseurs sur la nature même de la maladie qui nous occupe. Nous n'avons donc pas craint de mettre à large contribution ceux des maîtres qui ont écrit sur le sujet.

Pour la seconde partie, la partie statistique, nous avons été dirigé par M. le professeur Bouchardat qui nous a prodigué des conseils aussi nombreux que bienveillants ; nous regrettons de n'avoir pas toujours été digne d'un pareil maître, mais nous saisissons l'occasion de le remercier et nous le prions d'accepter ici le témoignage de notre gratitude.

LA DIPHTHÉRIE A PARIS

CHAPITRE I

LA DIPHTHÉRIE. SON HISTOIRE. SA NATURE. SON TRAITEMENT

Historique. — Si le mot *diphthérie*, — Bretonneau disait la *diphthérite*, — est de création récente, l'affection qu'il désigne remonte à la plus haute antiquité.

La diphthérie aurait été connue d'Hippocrate, qui rapporte, au dire de Littré, des observations de paralysies diphthéritiques types. Elle était endémique en Egypte et en Syrie, d'où les noms *d'ulcère syriaque*, du mal *égyptiac* que Trousseau emploie encore dans ses cliniques de l'Hôtel-Dieu. Enfin Arétée a décrit la maladie de main de maître ; il a établi la distinction des « ulcères doux et bénins et des autres qui sont pestilentiels et léthifères », il a signalé les fausses membranes, la fétidité de l'haleine, la mort par suffocation.

L'obscure période du moyen-âge ne nous laisse aucun renseignement sur ce sujet. Ce n'est qu'au xvi° siècle que nous retrouvons dans Forestus en Hollande (1557), Wierus en Suisse (1565), Baillou en France (1576), des historiens de la diphthérie.

Au siècle suivant, Marcator, Cascalès, Hérédia (Madrid 1665), Sgambati et Carnevale, Marc-Aurèle Sévérin (Naples), décrivent sous les noms de *garrotillo* et de *male in canna*, d'épouvantables épidémies qui ravagèrent l'Espagne et l'Italie.

Au XVIII⁰ siècle en France et en Angleterre, éclatent des épidémies de diphthérie et peut-être en même temps de scarlatine dont Malouin, Chomel l'ancien, Fothergill, Starr, Huxham nous ont laissé les relations.

Sans vouloir signaler ici les innombrables travaux publiés sur la question, ni scruter à fond les différentes conceptions des auteurs, il nous paraît convenable de suivre, à l'aide de quelques citations, l'évolution même de ces conceptions.

Si la description clinique est souvent fort nette, comme nous l'avons vu dans Arétée, il s'en faut que l'interprétation des faits soit aussi exacte.

Les fausses membranes sont prises pour des eschares ; cependant Malouin signale ce fait que les malades atteints d'esquinancie maligne, crachent souvent le premier jour, et toujours avant le cinquième, sans pus et sans sérosité, des *membranes*, au contraire des pulmoniques qui en rendent, avec des crachats purulents, après une certaine durée de leur maladie. Ghisi compare ces membranes à la couenne de la saignée et leur donne le nom de *couennes pleurétiques*. Il examine une de ces membranes, et la dépliant, constate qu'elle s'adapte exactement à la trachée et aux grosses bronches. Enfin, il reconnaît des rapports de ressemblance et de causalité entre la maladie de l'arrière-bouche, l'angine, et celle des voies respiratoires, la laryngite. La paralysie diphthéritique est aussi signalée par Ghisi et Chomel l'ancien.

Home, d'Édimbourg, donne, en 1765, une description exacte et pratique de l'affection laryngée, que le premier il appela du nom de *croup* ; il conseilla la trachéotomie, mais, trop préoccupé sans doute de la suffocation laryngée, il méconnaît l'affection de la gorge, souvent bénigne, du reste ; et s'il la signale, il ne voit pas, comme Ghisi, quelles connexions étroites la relient à l'affection laryngo-bronchique. Après lui, S. Bard, de New-York, en 1771, établit l'identité d'une maladie où il a observé l'angine et la laryngite ensemble, avec le croup de Home. Il fit plusieurs autopsies, et c'est pièces anatomiques en main qu'il posa les principes de l'unité des deux affections. Il observa aussi la diphthérie cutanée : « Chez ces enfants qui moururent, dit-il, il n'y eut pas de gêne de la respiration, mais ces symptômes furent *remplacés* par des ulcères très incommodes qui parurent derrière les oreilles... Ces ulcérations se recouvraient de pellicules semblables à celles des tonsilles. » Enfin, il décrivit une paralysie diphthérique chez une enfant de deux ans et demi.

Nous voilà bien près de la grande conception de Bretonneau, mais alors la diffusion des idées rencontrait mille obstacles, et en 1807, au concours international dont Royer-Collard fut le rapporteur, les médecins décrivent le croup comme une maladie isolée, à la façon de Home. Il faut en excepter Jurine qui signale « une maladie contagieuse qui complique le croup, et qui ressemble à l'angine gangréneuse sur certains points, tandis qu'elle en diffère assez sensiblement sur d'autres, pour mériter d'attirer l'attention des médecins. » Et plus loin : « On serait tenté de croire que ce n'est que le croup lui-même, déguisé sous l'influence putride de l'épidémie, et en conséquence, de le nommer *croup aphtheux*, *putride* ou *malin* » (cité par Rillet et Barthez).

Enfin, Bretonneau vint, qui en 1821, dans un premier mémoire lu à l'Académie de médecine, écrit « que l'angine maligne *ou gangréneuse*, n'est pas gangréneuse ; qu'il n'y a aucun rapport entre le sphacèle, entre une mortification si superficielle qu'on la suppose et les altérations que cette maladie laisse à sa suite. »

A la suite de l'autopsie d'un enfant mort de diphthérie, il démontre ainsi l'absence du sphacèle : « Cette altération gangréneuse qui s'est étendue avec tant de rapidité, a si peu gagné en profondeur, que le voile du palais divisé d'avant en arrière, présente une coupe vermeille, entre deux lignes grises tout à fait superficielles. La fétidité qu'exhalait le malade avait cessé de se faire sentir après la mort. » Mais fidèle au précepte de Descartes, il ne lui suffit pas de détruire, il veut encore édifier ; il veut démontrer l'unité du processus inflammatoire dans la gangrène scorbutique des gencives, le croup et l'angine maligne ; et c'est à l'anatomie pathologique qu'il emprunte ses arguments, s'en rapportant, dit-il, « au sentiment de Laënnec, que les maladies ne peuvent être sûrement déterminées que par leurs caractères anatomiques. » Voici la description d'une de ses autopsies :

« Le conduit inorganique, invaginé dans la trachée, se continue avec les eschares de l'isthme du gosier ; et ces prétendues eschares forment le pavillon d'un entonnoir dont le tuyau trachéal serait la tige. Celle des faces de la fausse-membrane qui est en rapport avec le tissu muqueux a la blancheur, la consistance, l'aspect inorganique de la concrétion retirée de la trachée et des bronches. Les concrétions une fois enlevées, les parois du pharynx n'offrent pas la moindre trace d'altérations gangréneuses : des taches rouges et pointillées elles-mêmes de rouge plus foncé, sans érosion, sans épaississement dû tissu, sont les seules marques d'inflammation qu'on y puisse observer. Pendant la vie, l'affection du gosier avait présenté tant d'analogie avec l'angine maligne que la nature du mal n'avait pas laissé le moindre doute. Après la mort, l'anatomie pathologique découvrait avec le croup des rapports plus certains et plus positifs ; et sous le point de vue de la lésion inflammatoire du tissu muqueux et sous celui de l'exsudation couenneuse qui en était le produit. »

C'est ainsi que l'illustre médecin de Tours fait de la maladie qui nous occupe une maladie générale spécifique : car, c'est en la décrivant qu'il introduisit ou ramena dans la médecine la spécificité sur laquelle son élève Trousseau fit plus tard de si éloquentes leçons (Cliniques de l'Hôtel-Dieu). « Je vois, dit Bretonneau dans son « *Traité de la diphthérite* », je vois dans cette inflammation couenneuse une phlegmasie spécifique aussi différente d'une phlogose catarrhale, que la pustule maligne l'est du zona.... enfin une affection morbide *sui generis*, qui n'est pas plus le dernier degré du *catarrhe* que la dartre squameuse n'est le dernier degré de l'érysipèle. Enfin il l'appela *diphterite, pellis, exuvium, vestis coriacea.* Il lui assigna pour supports les membranes muqueuses, échappant ainsi au cantonnement

étroit de la maladie dans le larynx ou dans l'arrière-gorge,
et la peau elle-même dans certaines conditions anatomiques.
A Bretonneau revient donc la gloire d'avoir établi la véritable nature de maladie. A lui aussi celle d'avoir cherché le
meilleur agent de destruction des fausses membranes ; d'a-
voir débarrassé la médecine des moyens violents et empiri-
ques qu'elle mettait en œuvre ; enfin d'avoir le premier
recommandé de nourrir fortement les enfants atteints de
diphthérie.

Après lui, Trousseau reprit en sous ordre et avec son
autorité les idées du médecin de Tours ; il les développa
magistralement dans ses leçons de clinique où nous aurons
à puiser quand il s'agira de la spécificité et de la contagion
de la maladie. Après eux, la question doctrinale est tranchée.

Restent à étudier les différents détails de pathogénie et de
thérapeutique, où nous verrons paraître les noms de nos
plus illustres contemporains : Bouchut, le regretté Gubler,
G. Sée, Oulmont, Peter et tant d'autres.

De la nature de la diphthérie.

Nous sommes donc amené à étudier la nature de la
diphthérie ; car encore une fois ce que nous étudions ici,
c'est la maladie générale, maladie infectieuse dont les différentes manifestations, telles que le croup, la diphthérie
buccale ou cutanée seront par nous systématiquement relé-
guées au second plan.

« La diphthérie, dit le professeur Trousseau, est une maladie spécifique par excellence, contagieuse de sa nature,

dont les manifestations se font du côté des membranes muqueuses et du côté de la peau, présentant là comme ici les mêmes caractères. »

Ces derniers mots ne sont que le développement, la paraphrase du mot *spécifique*, employé plus haut. Une maladie spécifique est en effet une maladie qni naît sous l'influence d'une cause unique, nécessaire et suffisante pour la déterminer. Or nous voyons, et l'anatomie pathologique nous le prouve, que la diphthérie buccale, laryngienne, préputiale ou vulvaire sont de nature identique. Guersant ne rapporte-t-il pas le cas d'une diphthérie préputiale chez un enfant, devenant le point de départ d'une angine pseudo-membraneuse chez le père et chez le frère. Cliniquement, il est vrai, très grandes sont les différences qu'offrent entre elles les diverses formes de la maladie; mais dans la variété des formes comme dans la variété des manifestations locales, on retrouve la maladie une et toujours semblable à elle-même. Si l'on nous permet de raisonner par analogie, une variole, confluente ou discrète, et j'emprunte la comparaison à Trousseau, est toujours une variole, une dothiénentérie de la forme qu'on a qualifié d'*ambulatoire*, est une dothiénentérie au même titre que celle qui revêt la forme ataxique ou adynamique, et dans le cas particulier, cela est si vrai qu'on a cru des gens atteints depuis quelque temps d'un simple malaise, foudroyés par une perforation intestinale.

En second lieu, la diphthérie est contagieuse, et je n'aurais, sans aller bien loin, qu'à feuilleter le martyro-loge de la pratique hospitalière pour en avoir de doulou-reux exemples dans les noms des membres du corps médical, emportés brutalement par la diphthérie pour avoir donné leurs soins à des enfants atteints du croup.

Ces deux caractères, spécificité et contagion, constituent la haute gravité de la maladie, ce sont eux que nous devons constamment avoir présents à l'esprit, tant pour expliquer les progrès du mal, que pour essayer de les entraver. Cela nous amène à nous demander comment se transmet la diphthérie.

La diphthérie procédait autrefois par épidémies, nous avons déjà signalé les grandes épidémies du littoral méditerranéen. Enfin c'est aux terribles épidémies des bords de la Loire (de 1818 à 1821, épid. de Chenusson, 1826) que nous devons remarquables les travaux de Bretonneau et de Trousseau. Il semble que les épidémies actuelles aient perdu de leur malignité première ; mais le mal a gagné en étendue ce qu'il a perdu en intensité.

La diphthérie est en pleine période de diffusion ; si elle procède par épidémies dans les petites localités où l'on peut la suivre par étapes, dans la plupart des grandes villes et à Paris, elle est absolument endémique.

Pas plus pour la diphthérie que pour les autres maladies infectieuses, nous ne pouvons trouver le véritable point de départ ; mais nous savons que depuis l'importation d'un sujet ou d'un objet infecté, on peut suivre la maladie pas à pas. Et le développement de la maladie se fait par contagion, c'est-à-dire que, suivant l'expression de Bouillaud : « la maladie se communique d'un individu qui en est affecté à un individu sain, au moyen d'un contact soit médiat, soit immédiat. »

A l'appui de la contagion immédiate, on peut citer de

nombreux cas. Herpin, de Tours, fut contaminé par la narine, Valleix par la bouche et en mourut. Blache fils de même. Il est vrai que Peter reçut dans l'œil des productions pseudo-membraneuses, s'inocula à la lèvre, se badigeonna le fond de l'arrière-gorge avec un pinceau chargé de matière diphthérique ; que Trousseau s'inocula au bras, aux amygdales, au voile du palais, sans résultats. Mais quelque rigoureuses que soient ces expériences suivies d'un résultat négatif, est-on bien en droit de conclure à la non contagion directe, en présence des résultats positifs que nous avons signalés? Sans vouloir trancher la question, nous estimons prudent d'éviter le contact d'une surface absorbante quelconque avec les produits diphthéritiques.

Si la contagion médiate a pu être revoquée en doute, on ne peut nier la contagion immédiate. L'air devient le véhicule d'une contagion qui s'opère par des agents infiniment petits ; et l'on ose aujourd'hui chercher l'agent direct de ces transmissions invisibles. Citons en passant l'observation rapportée dans la thèse du professeur Peter (Paris 1859) et d'après laquelle, un individu pris le premier, communique à sa femme une angine couenneuse dont elle guérit ; puis c'est l'enfant qui est atteint de diphthérie pharyngienne et qui succombe. Enfin signalons ce fait, que la diphthérie passant de l'adulte à l'enfant semble suivre une progression croissante, et suit une progression inverse en passant de l'enfant à l'adulte, comme le prouve une autre observation de H. Roger rapportée également dans la thèse de Peter.

En somme, si la maladie peut envahir l'organisme par

contagión immédiate, par une sorte d'inoculation ; par
contagion médiate c'est-à-dire par l'intermédiare de l'air
atmosphérique, il ne convient pas de considérer avec Bouchut la diphthérie comme étant une maladie primitivement
locale, qui finit par envahir tout l'organisme, et de penser
que la fausse membrane est à la diphthérie ce que le chan-
cre est à la syphilis, la pustule maligne au charbon. La
fausse membrane constitue une manifestation de la maladie générale diphthérique, entrée dans l'organisme par une
porte quelconque. Nous l'assimilerions volontiers à la pustule variolique qui apparaît aussi bien dans les cas d'inoculation directe que dans les cas d'infection résultant d'un
séjour dans une atmosphère contaminée.

Quel est donc l'agent de cette transmission, autrement
dit : quelle est la nature du poison diphthéritique? Est-ce
un miasme, à proprement parler, c'est-à-dire, un agent
morbide spécifique se produisant en dehors de l'économie
et sans l'intervention de celle-ci qui est incapable de l'en-
gendrer et de le propager, comme le miasme paludéen? La
contagiosité même de la maladie répond négativement à la
question. Le poison diphthéritique est donc un virus, un
contage, un principe morbifique provenant d'un organisme déjà malade et capable de transmettre la maladie à
un individu sain. C'est ce contage qu'il nous faudrait net-
tement caractériser ; cela nous paraît difficile, puisqu'il
résulte des expériences des docteurs Wood et Formard, de
Philadelphie, que le micro-organisme de la diphthérie pos-
sède les mêmes caractères morphologiques que ceux des
autres maladies du pharynx.

Quoi qu'il en soit, l'anatomie pathologique, armée du

microscope, lequel n'avait rien donné à Bretonneau, a révélé à Letzerlich la présence dans l'épaisseur des fausses membranes de tubes du mycélium, et dans les crachats des dipthéritiques les spores d'un champignon. Pour Hueter et Tommasi le sang des diphthéritiques contient de petits organismes parasites qui se retrouvent dans les fausses membranes. Ces organismes, inoculés à des animaux, amènent la mort au bout de 40 heures et sont retrouvés en nombre plus grand dans le sang des animaux inoculés.

Enfin, tout récemment, les auteurs américains que nous citions tout à l'heure firent des expériences qui nous paraissent plus concluantes.

Ils inoculèrent sous la peau et dans le tissu musculaire de plusieurs chiens des fragments de fausses membranes détachées du pharynx des malades diphthéritiques des hôpitaux de Philadelphie. Chez ceux qui survécurent la muqueuse trachéale était enflammée, et recouverte d'une couche de pseudo-membranes dans lesquelles on pouvait reconnaître des micrococcus et des corpuscules analogues aux micro-organismes dont on a signalé la présence dans les exsudats diphthéritiques. Les expériences furent répétées avec du sang et des produits pseudo-membraneux provenant d'enfants infectés. Dans les globules du sang, dans la moelle des os des animaux inoculés étaient des micrococcus, et sur les muqueuses des pseudo-membranes analogues aux produits morbides que l'on rencontre chez les diphthéritiques.

Enfin, on fit des cultures de ces micro-organismes; et les inoculations au moyen des liquides de ces cultures amenèrent des manifestations diphthéritiques *(The medical*

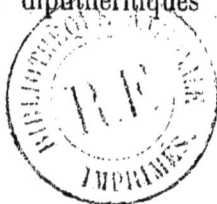

Press. of Philadelphia et the Marylaud medical journal.
1ᵉʳ nov. 1881).

Nos auteurs tirent de ces faits la conclusion que les
micrococcus sont les agents de l'infection diphthéritique,
conclusion qui ne nous paraît pas complètement rigou-
reuse, puisque, comme nous l'avons dit, les micrococcus
de la diphthérie sont identiques à ceux des autres maladies
du pharynx. Mais ils possèdent une plus grande activité
de reproduction, ce seul caractère est-il suffisant pour leur
conférer celui de la spécificité de contage ?

Tel est l'état actuel de nos connaissances sur le poison
de la diphthérie dont nous allons esquisser rapidement
l'anatomie pathologique, la marche et la terminaison que
nous avons surtout en vue ici.

ANATOMIE PATHOLOGIQUE

Nous occupant de la diphthérie en général nous étudierons en elle-même la fausse membrane qui recouvre une
muqueuse quelconque en contact avec l'air atmosphérique;
puis nous passerons à l'examen des principaux organes at
teints par la maladie.

La muqueuse présente un revêtement membraneux sous
forme d'îlots et plus rarement en nappe, blanchâtre, épais
de 1 à 2 millimètres et plus ; adhérant les deux premiers
jours à la couche sous-jacente, puis arrivant progressive-
ment à s'en détacher spontanément au bout d'un temps va-
riable.

La muqueuse elle-même, dans la diphthérie primitive,

est injectée et recouverte de points ecchymotiques ; dans la diphthérie secondaire elle est molle, épaissie, inégale, chagrinée, rouge, profondément ulcérée, sphacélée par places.

Sur une coupe, la fausse membrane offre l'aspect d'un réseau clair, homogène, dont les mailles allongées, rondes ou polygonales, limitées par des trabécules de grosseurs variables, renferment des corpuscules du pus, quelquefois des hématies et enfin les organismes dont nous avons parlé. Ce réseau est le résultat d'une dégénération fibrineuse des cellules épithéliales, dégénérescence aussi bien morphologique que chimique. La couche la plus superficielle des cellules n'y participe pas, si bien que la fausse membrane est recouverte d'un épithélium normal du côté de sa surface libre (E. Wagner). Les couches sous-jacentes sont également infiltrées de corpuscules de pus. Quant à la chute spontanée de la fausse membrane, elle tient au ramollissement de la fausse membrane elle-même et à la sécrétion des glandes de la muqueuse qui viennent la soulever.

Du côté des ganglions, on observe de l'hyperémie et même de l'adénite et de la péri-adénite qui peut aboutir à la suppuration.

Dans les poumons, en dehors des lésions qui, comme l'emphysème, doivent être rapportées à la dyspnée, on constate de la congestion, de la broncho-pneumonie, en l'absence même de diphthérie laryngée.

Les reins présentent souvent les lésions de la néphrite parenchymateuse.

Du côté de la moelle épinière, au niveau de l'union des

racines antérieures et des racines postérieures, le névrilème est considérablement épaissi ; les nerfs du voile du palais sont constitués par des tubes absolument vides.

Les muscles présentent, mais exceptionnellement, la dégénerescence graisseuse.

Quant au sang, Millard a démontré, à la suite de cinq autopsies relatés dans sa thèse inaugurale, qu'il tache les doigts presque comme la sépia, et communique aux organes qui en sont imprégnés une teinte sale caractéristique : lui-même est troublé et bourbeux ; les caillots qu'il forme, ont, à part leur mollesse, une certaine ressemblance avec du raisiné trop cuit. Les artères, au lieu d'être vides, en contiennent presque autant que les veines. Enfin, il contient des micro-organismes que Hueter et Tommasi pensent être de nature végétale.

MARCHE ET TERMINAISON.

Tracer un tableau d'ensemble d'une maladie, comme la diphthérie, où l'influence du siège a une si grande importance est une tâche que nous n'oserions nous proposer ici. Nous nous contenterons seulement de dire qu'au point de vue de la symptomatologie comme au point de vue de la marche et de la terminaison il importe de distinguer deux grandes variétés dans la diphthérie.

La diphthérie simple, non infectieuse, généralement jugée au bout de cinq à six jours, qui peut tuer par obstruction des voies respiratoires, par suffocation laryngée, et que l'on peut déjouer par des moyens purement mécaniques.

La diphthérie infectieuse, maligne, dans laquelle on voit se révéler la septicémie tantôt avec une intensité relativement faible, angine toxique, tantôt terrible, rapide, foudroyante, angine hypertoxique. Elle peut ne durer que quarante-huit heures, ou bien elle se montre plus lente et plus insidieuse, et dure ainsi dix on quinze jours. Dans tous les cas elle tue par intoxication générale.

Traitement. — De cette distinction résultent deux indications générales de traitement : s'opposer à la suffocation ; attaquer la maladie générale. La première est remplie par l'opération de la trachéotomie.

La seconde a été visée de différentes manières : on a attaqué directement les fausses membranes par les caustiques : acide chlorhydrique, soude caustique, nitrate d'argent, jus de citron ; par les astringents : l'alun, le tannin ; par des modificateurs divers dont M. le docteur Dujardin-Baumetz énumérait hier encore les meilleurs à la Société de thérapeutique (28 juin 1882).

Ce sont : les applications locales de glace, très employées en Allemagne et en Amérique. Les irrigations et pulvérisations dans le fond de la gorge avec de simples dissolvants comme l'acide lactique, l'eau de chaux, ou des liquides spéciaux comme la résorcine, l'acide phénique au centième, qui agit comme modificateur local, antiseptique et anesthésique. Enfin il faut y joindre les pulvérisations d'eau bouillante chargée de matières médicamenteuses, agissant doublement par la vapeur d'eau

répandue dans l'atmosphère et par les principes médica-
menteux dont elle est le véhicule.

En second lieu, on s'est adressé à la médication générale, et d'abord à la médication antiphlogistique : saignées
abondantes, vésicatoires, procédés désastreux qui débili-
tent le malade ; mercuriaux et alcalins condamnés en France
et en Angleterre ; vomitifs tels que le tartre stibié ou le
sulfate de cuivre, agissant sur l'intestin d'une façon fâ-
cheuse ; l'ipéca serait préférable.

Les antiseptiques, perchlorure de fer, hypermanganate
de potassium, acide phénique, phénate de soude, benzoate
de soude sont tout à fait indiqués par la nature infectieuse de la maladie, mais ce sont encore des médicaments
bien infidèles, et s'ils ont pu parfois modérer l'intensité
des accidents septiques on ne peut malheureusement pas
les considérer comme des remèdes certains.

Enfin, dans ces temps d'injections hypodermiques et de
pilocarpine, M. Archambault a expérimenté un traitement
par le nitrate de pilocarpine, qui n'a pas donné de bien
merveilleux résultats (*Société de thérapeutique,* 26 décembre 1881).

En résumé on s'adressera aux procédés énumérés par
M. Dujardin-Baumetz ; mais on aura soin d'alimenter fortement le malade par des bouillons, des potages, de jus de
viande, des hachis, de bon laitage ; et au besoin on exci-
tera la gourmandise des enfants ; car il faut à tout prix les
alimenter.

CHAPITRE II

Nous avons ainsi sommairement passé en revue les différents points de l'histoire de la diphthérie, négligeant à dessein les faits relatifs à son étiologie. C'est que nous voulions, en étudiant les progrès du mal, essayer de découvrir les causes, ou du moins quelques-unes des causes de diffusion toujours croissante ; et, dans ce but nous avons emprunté au Bulletin de la statistique municipale le relevé des décès par diphthérie depuis 1866.

Nous avons obtenu le tableau suivant :

Années	Population (1)	Nombre des décès.
1866	1.667.841	808
1867	1.799.880	696
1868	»	773
1869	»	779
1870	»	880
1871	»	873
1872	»	1132

1. Il est bien évident que la population n'a pas ainsi augmenté brusquement après un espace de plusieurs années. Ces variations brusques coïncident avec les époques des recensements.

Années	Population	Nombre de décès
1873	1.851.792	1164
1874	»	1008
1875	»	1311
1876	»	1572
1877	»	2409
1878	»	1887
1879	»	1891
1880	»	2125
1881	2.225.910	2308

Ce tableau porte en lui plusieurs enseignements dont le principal est relatif à l'envahissement rapide de la diphthérie.

Il nous montre, en effet, que, depuis 1866, la diphthérie a fait dans la population parisienne des ravages effrayants. En 1866, on compte 808 cas de mort par diphthérie ; en 1876, dix ans après, 1,572, presque le double ; enfin, en 1881, le nombre de 2,308. Avant de chercher les causes de cette progression énorme, il faut nous assurer qu'elle est bien réelle, et qu'elle ne résulte pas d'une simple apparence. Les chiffres ne parlent qu'à la condition d'être comparés les uns aux autres. Les progrès de la diphthérie ne seraient qu'apparents, malgré l'accroissement de la mortalité, si la population avait crû dans la même proportion.

Or, en 1866, la population de Paris était de 1,667,841 habitants ; en 1876, elle est de 1,851,792 habitants ; enfin, en 1881, de 2,225,910 habitants. D'autre part, nous voyons les décès par diphthérie chiffrés par 808 en 1866, atteindre le nombre de 1,572 en 1876, et celui de

2,308 en 1881. La proportion est loin d'être gardée, puisque, en dix ans, la population, de près de 2,000,000 d'habitants, a augmenté de 200,000 environ, c'est-à-dire de 1/10ᵉ de sa valeur, tandis que la mortalité par l'affection diphthéritique a doublé dans le même espace de temps. De même, en 1881, la population a augmenté de 600,000 habitants, soit de 1/3 ; et le chiffre de la mortalité a presque triplé de valeur. En sorte que, si l'on représentait par une courbe l'accroissement de la population et par une autre courbe le progrès de la diphthérie, ces deux courbes seraient loin d'être parallèles, la seconde s'élevant beaucoup plus rapidement que la première.

Mais nous avons encore une autre manière de montrer que la mortalité par la diphthérie s'accroît sensiblement plus vite que la population. En effet, si nous comparons la mortalité de l'affection diphthérique à la mortalité générale, nous voyons, en 1868, la proportion représentée par une moyenne annuelle de 1.75 pour 100 ; et, en 1876, par une moyenne de 3.26 ; enfin, en 1881, par une moyenne de 4.13 pour 100.

Nous retrouvons ainsi par un autre procédé le même résultat que nous avons déjà signalé ; à savoir que lorsque la population de Paris s'est accrue un peu, la mortalité reconnaissant la diphthérie pour cause s'est accrue beaucoup ; autrement dit : les ravages de la diphthérie augmentent avec la population, mais plus rapidement qu'elle.

La diphthérie est donc une maladie qui marche, et marche rapidement. Les causes de cette progression sont sans doute multiples et nous échappent en partie ; cependant il nous a paru convenable de chercher dans nos do-

cuments statistiques l'origine de ces causes ou de quelques-
unes de ces causes.

Il y a entre l'accroissement de la population et les progrès de la diphthérie une relation évidente ; mais est-on
en droit d'y voir une relation de cause à effet ? Nous nous
croyons autorisé à le dire, et nous allons essayer de montrer comment l'augmentation de la population influe sur
cette progression rapide, effrayante, de la diphthérie à
Paris.

Et d'abord, nous savons, en thèse générale, combien
l'agglomération dans un même lieu d'une masse d'individus
vivants, en d'autres termes combien l'encombrement est
propice au développement des maladies infectieuses.

Mais, à côté de l'effet général de l'encombrement qui
est de débiliter les hommes bien portants en leur faisant
absorber le « miasme physiologique » du professeur Bouchardat, il est une autre action plus immédiate de la réunion dans un espace restreint d'un grand nombre d'hommes
sains ou malades. L'agglomération toujours croissante de
la population parisienne resserre les rangs et multiplie les
contacts ; elle ouvre ainsi à la maladie de nombreuses
portes d'entrée. Les sujets, plus exposés à contracter la
maladie, ont aussi, par le fait même, plus d'occasions de
la transmettre,

C'est qu'en effet la diphthérie est éminemment contagieuse ; et c'est surtout dans les hôpitaux, représentant le
summum de l'agglomération, qu'elle se montre le plus
meurtrière. On ne voit que trop souvent des enfants entrer
à l'hôpital pour une diarrhée ou une bronchite, ou bien
encore arriver au dépôt en parfaite santé, n'en plus jamais

sortir, emportés qu'ils sont par la diphthérie contractée dans l'intérieur même de l'établissement. L'influence du milieu nosocomial sur le développement des maladies infectieuses est indéniable et elle a été établie d'une façon toute spéciale dans ces derniers temps pour l'infection puerpérale. Nous aurions voulu établir aussi par des chiffres cette influence sur le développement de la diphthérie en particulier ; mais la chose nous a été impossible. Ce serait faire de mauvaise statistique que d'aller prendre le nombre des morts par diphthérie à l'hôpital pour le mettre en rapport avec celui des morts en ville ; car on sait fort bien que pour la diphthérie, plus que pour toute autre maladie peut-être, on s'empresse de faire entrer les malades à l'hôpital. Il en résulte entre l'hôpital et la ville une disproportion qui interdit toute comparaison. Pour arriver à un résultat exact, il faudrait avoir le nombre des décès pour cent cas de diphthérie à l'hôpital et le comparer avec le nombre pour cent des décès en ville. Or, s'il nous est possible de reconnaître à l'hôpital le nombre des diphthériques *morts* ou *guéris* ; s'il nous est encore possible de savoir le nombre des diphthériques *morts* en ville, il nous est impossible d'aller retrouver dans tout Paris le nombre des *guérisons*. Car ce n'est plus ici comme pour les accouchements ou les opérations chirurgicales dont accoucheurs et chirurgiens tiennent soigneusement une statistique exacte.

Les chiffres n'existant pas, nous sommes obligés de raisonner par analogie et de conclure que le milieu nosocomial est éminemment propre au développement de la diphthérie. Toutefois, nous ne saurions nous contenter de simples spéculations ; et, si nous n'avons pas la statistique comparée des hôpitaux et de la ville, nous avons des faits qui peuvent nous servir d'arguments.

Dans une thèse présentée devant cette Faculté en 1876, **M.** le docteur Maunoir, de Genève, alors interne à l'hôpital des Enfants, a établi que sur 31 cas de diphthérie observés dans son service, 84 sont produits dans l'intérieur même de l'hôpital. D'après ses observations, aucun de ces enfants, sauf deux peut-être, n'étaient primitivement atteints d'une des affections qui sont réputées prédisposer d'une façon particulière à la diphthérie secondaire, indé- pendamment de toute action contagieuse, comme la rougeole, la scarlatine, la fièvre typhoïde, les affections broncho-pulmonaires. Il s'agissait, en effet, une fois de vulvite, une fois d'un tœnia, une fois de chorée, une fois de mal de Pott, une fois de rachitisme, et deux fois de diarrhée.

Des deux autres, l'un était un enfant scrofuleux entré pour un embarras gastrique et une bronchite ; l'autre était atteint de broncho-pneumonie depuis treize jours.

Nous donnons, du reste, le résumé des observations de Maunoir.

Observation I

Leucorrhée. Diphthérie. Mort.

Charlot (Marie), 2 ans 1/2. Entré le 11 février 1876 pour une leucorrhée. Le 24 février, toux rauque. Le 25, la gorge est rouge. On trouve une fausse membrane sur chaque amygdale. Le 26, trachéotomie. Le 28, mort.

Observation II

Broncho-pneumonie. Diphthérie. Mort.

Barbé, Paul, 4 ans, entre le 18 janvier avec une bron-cho-pneumonie à droite. Le 31 janvier, on trouve un gan-glion sous-maxillaire à gauche et des plaques pseudo-mem-braneuses au larynx. Le 1er février, épistaxis répétées, le 2 février, diphthérie nasale et pharyngée, odeur infecte. Mort.

Observation III

Tœnia. Diphthérie. Mort.

Aubert, Marie-Louise, 3 ans, entre le 17 avril avec un tœnia pour lequel on lui administre des tœnifuges. Le 25 avril, toux croupale. Le 26, fausses membranes sur la paroi postérieure du pharynx. Trachéotomie. Mort.

Observation IV

Mal de Pott. Diphthérie. Mort.

Hartmann, 3 ans, entre le 17 avril avec un mal de Pott. Des fausses membranes apparaissent à la luette. Le 27, mort.

Observation V

Bégen, Louis-Émile, 2 ans. Enfant rachitique, arrive le 16 mai de la salle Saint-Jean avec une.forte dyspnée et des pseudo-membranes au pharynx. Trachéotomie. Mort.

Observation VI

Chorée. Diphthérie. Sortie non guérie.

Mehistermann, Émilie, 7 ans 1/2, entre le 7 mars atteinte de chorée. Le 27 mars, angine diphthéritique. Les parents l'emmènent le 30 mars, avec des symptômes laryngés persistants.

Observation VII

Bronchite. Diphthérie. Mort.

Espiard, Léon, 22 mois, entre le 30 décembre avec une bronchite et un embarras gastrique. Le 17 janvier, toux rauque, voix éteinte. Mort. L'autopsie révèle la présence de fausses membranes dans les bronches.

Observation VIII

Diarrhée. Diphthérie. Mort.

Lefèvre, Julie, 2 ans 1/2. Enfant rachitique, entrée le 14 mars avec de la diarrhée. Le 19 mars, coryza puru-lent. Le 22, fausses membranes au pharynx. Le 25, mort.

A côté de ces faits, M. le professeur Parrot disait dans la séance de l'*Académie de médecine* du 2 mai 1882 que, dans l'année 1881, sur 581 enfants entrés à l'infirmerie et qui y sont morts, 187 avaient éprouvé les premiers symptômes de leur affection dans l'intérieur même du Dé-pôt. Ce n'étaient pas certes tous des diphthériques, mais il y en avait un bon nombre. Et ce ne sont pas seulement les malades qui sont ainsi atteints par la diphthérie ; combien n'avons-nous pas, en effet, de morts à déplorer dans le personnel des hôpitaux et dans le corps médical si doulou-reusement éprouvés par la diphthérie ?

Enfin, cette influence de l'hôpital semble se faire sentir en dehors même de l'enceinte où sont renfermés les mala-des. En effet, depuis plusieurs années, M. le Dr Bertillon, dans son article « *la Mortalité à Paris* », qu'il publie chaque semaine dans la *Gazette hebdomadaire de méde-cine et de chirurgie*, a attiré l'attention sur ce fait que les décès par diphthérie sont plus nombreux dans les quartiers où se trouvent des hôpitaux de diphthériques. Ainsi, en 1880, il constate presque régulièrement chaque semaine

l'augmentation du nombre des décès par diphthérie, dans
les quartiers Sainte-Marguerite et Picpus, précisément dans
les environ de l'hôpital Sainte-Eugénie. A la fin de 1880,
il constate la même augmentation dans le quartier Mont-
parnasse où se trouve l'Hospice des Enfants assistés. Y a-t-il
là une corrélation réelle entre la présence d'un foyer diphthérique et la diffusion de la maladie dans les environs ?
C'est ce que le nombre trop restreint des observations ne
permet pas d'affirmer péremptoirement ; mais enfin, c'est
un fait digne de toute l'attention des médecins et des hygié-
nistes.

Ainsi, depuis quinze ans, la diphthérie a marché avec
une rapidité vertigineuse, et cela grâce à la contagion que
favorisent et l'augmentation de densité de la population, et
aussi et surtout la réunion dans les hôpitaux d'un grand
nombre de malades, diphthériques ou autres.

Mais elle n'a pas marché régulièrement, comme le montre
le tableau placé en tête de ce chapitre. C'est ainsi que
nous constatons un écart assez prononcé en 1877, le nombre des décès montant à 2409, de 1572, nombre des décès
de l'année 1876. De même en 1880 il passe de 1891 à
2125, et en 1881 à 2308. Ces variations tiennent au caractère épidémique de la maladie. Sous quelles influences
éclatent les épidémies, nous ne saurions le dire complètement ; mais il en est deux qui nous ont frappé dans le cou-
rant de nos recherches statistiques.

En effet, la diphthérie, maladie épidémique au moins à
Paris, subit parfois des poussées épidémiques sous l'influence
de la misère et l'abaissement de la température qui est, en

somme, une forme de la misère quand on n'a pas de quoi
le compenser par une alimentation substantielle.

Nous voyons en janvier et février 1871 les décès par
diphthérie s'élever à 133 et 127, lorsque pour les mêmes
mois ils sont, l'année précédente, de 92 et 79 et l'année
suivante, de 102 et 105. Ces nombres, 133 et 127, ne paraissent pas s'éloigner beaucoup de ceux que nous mettons
en regard ; mais d'abord il est probable que dans ces mo-
ments de désordre et de désastres, bien des cas sont restés
inconnus. Toutefois ces chiffres ont une signification : si on
se rappelle qu'alors la population parisienne, déjà singu-
lièrement amoindrie par l'émigration en province d'une
partie des habitants, était encore décimée par les balles
ennemies et les maladies de toutes sortes, on comprendra
leur importance ; et on reconnaîtra avec nous qu'à cette
époque la diptherie a été plus cruelle que les années précédentes puisqu'elle a fait un plus grand nombre de victimes dans une population moins nombreuse. Or, c'était l'é-
poque du siège de Paris, on avait faim et on avait froid ; et
d'autant plus froid que l'hiver fut un des plus rigoureux
de l'époque, et qu'on n'avait, pour alimenter le foyer de la
vie, qu'une petite quantité d'un combustible de qualité infé-
rieure.

Ces faits, nous semble-t-il, prouvent bien l'influence
de la misère et de l'abaissement de la température, sur le
développement de la diphthérie.

Pour ce qui est de l'abaissement de la température,
nous avons encore d'autres faits importants. Dans la période de seize années que nous avons étudiée, nous avons
remarqué que c'est dans les mois les plus froids de l'année,

que la diphthérie sévit avec le plus de violence. En effet,
c'est en janvier, février, novembre et décembre que la
mortalité est la plus forte.

Aussi nous nous avons :

En 1869	Janvier	88	décès par dipthérie.
—	Février	75	»
—	Novembre	58	»
—	Décembre	82	»
—	Juillet	42	»
—	Août	47	»
En 1872	Janvier	112	»
—	Février	105	»
—	Novembre	108	»
—	Décembre	104	»
—	Juillet	82	»
—	Août	71	»
En 1876	Janvier	137	»
—	Février	115	»
—	Novembre	206	»
—	Décembre	201	»
—	Juin	89	»
—	Juillet	98	»

Ces dernières observations nous conduisent à la conclusion suivante :

La misère et le froid sont de puissants auxiliaires de la
diphthérie.

Enfin, constatons que c'est dans le jeune âge, mais pas
dans la première enfance que la diphthérie choisit de pré-
férence ses victimes. C'est chez les enfants de 1 à 5 ans
que ses ravages sont les plus terribles. Nous n'en voulons

pour exemple que les chiffres suivants, recueillis pour l'année 1868.

De 0, à 1 an, quatre-vingts morts,. De 1 à 5 ans, cinq cent vingt-un. Au-dessus de 5 ans, cent soixante-douze. De ce fait nous ne tirerons pas une conclusion aussi immédiatement pratique que des précédentes, mais nous dirons :

Si les enfants de un à cinq ans sont les plus exposés, si la misère et le froid sont les adjuvants de la diphthérie, c'est aux enfants de un à cinq ans qu'il faut surtout appliquer les prescriptions hygiéniques qui tendent à combattre les progrès de la diphthérie.

Nous n'insisterons pas sur la mise en œuvre des moyens propres à atteindre ce but ; nous nous bornerons à dire qu'il faut se hâter d'enrayer la marche du fléau toujours grandissant. Que faut-il donc pour cela ?

En résumé, c'est par la contagion toujours croissante que la maladie opère ses ravages. Cette contagion, favorisée par les agglomérations d'hommes s'exerce à l'hôpital et s'exerce en ville. La contagion à l'hôpital, le Dr Maunoir, l'a péremptoirement démontrée dans sa thèse.

La contagion en ville ressort des remarques du Dr Bertillon, dont nous avons parlé, et qui portent sur le plus grand nombre de décès par diphthérie dans les environs des hôpitaux. C'est donc à la contagion qu'il faut s'attaquer. D'importantes réformes ont été faites ou sont en voie de réalisation. Dans la séance de l'*Académie de médecine du 2 mai* 1882, M. le professeur Parrot nous a appris que dans l'infirmerie du Dépôt, on a séparé par un large palier et deux tambours les salles où sont les malades atteints de rougeole ; un pavillon spécial aux diphthériques va être prochainement ouvert ; il est suffisamment isolé et il aura un personnel distinct ; des pulvérisations antiseptiques y seront pratiquées et c'est par lui que la visite se terminera ; on créera des salles d'observation.

Mais toutes ces mesures, si excellentes qu'elles soient, ne nous paraissent pas répondre à toutes les exigences d'un véritable isolement. Nous concluons en demandant, conformément au vœu émis par le Conseil de surveillance de l'Assistance publique, la création d'une maison spéciale située autant que possible en dehors de Paris, quelque chose d'analogue à ces hôpitaux de Pétersbourg et de Moscou, construits sur les indications de M. le Dr Rauchfuss. L'hôpital est divisé en un certain nombre de services qui n'ont aucune communication possible les uns avec les autres. Chacune des maladies infectieuses de l'enfance, a son local, son personnel, son organisation spéciale. De plus il y a un service d'observation. Le médecin principal a seul le droit de parcourir les différentes sections, et encore ne le fait-il qu'en ayant soin de revêtir une vaste houppelande qui est lavée chaque fois.

Nous nous arrêtons à ce vœu, heureux si nous avons pu fixer un instant l'attention sur un sujet aussi digne en tous points de la sollicitude du médecin et de l'hygiéniste.

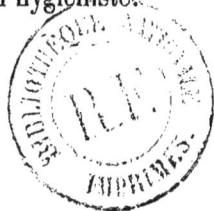

APPENDICE

Tableau, par mois, des décès par diphthérie de 1866 à 1882.

Années	Janv.	Fév.	Mars	Avril	Mai	Juin	Juill.	Août	Sept.	Oct.	Nov.	Déc.
1866	94	70	81	78	69	54	48	48	60	45	74	87
1867	75	84	72	63	50	41	36	46	41	45	65	78
1868	81	76	90	84	57	56	63	51	55	39	56	65
1869	83	75	84	90	69	62	42	47	46	56	58	82
1870	92	79	87	90	82	62	53	49	61	63	75	81
1871	133	137	94	73	39	50	37	48	44	55	68	103
1872	102	105	117	114	108	67	82	71	73	81	108	104
1873	129	123	126	97	93	91	86	74	87	70	98	90
1874	107	128	103	108	80	59	48	56	56	75	102	86
1875	93	104	106	103	96	89	82	90	100	130	160	158
1876	137	116	125	112	127	89	98	109	79	173	206	201
1877	244	205	279	247	174	171	160	191	128	166	189	255
1878	118	228	249	202	218	139	156	119	93	108	119	138
1879	180	145	206	210	169	160	146	157	146	98	130	144
1880	140	190	195	170	215	209	155	227	120	127	175	202
1881	185	168	226	232	146	214	186	182	125	181	225	238

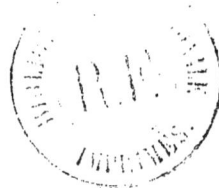

Imp. A. DERENNE, Mayenne. — Paris, boul. Saint-Michel, 52.

Janot

www.ingramcontent.com/pod-product-compliance
Lightning Source LLC
Chambersburg PA
CBHW071429200326
41520CB00014B/3626